DE L'EMPLOI

DU

SOUS-NITRATE DE BISMUTH A HAUTE DOSE

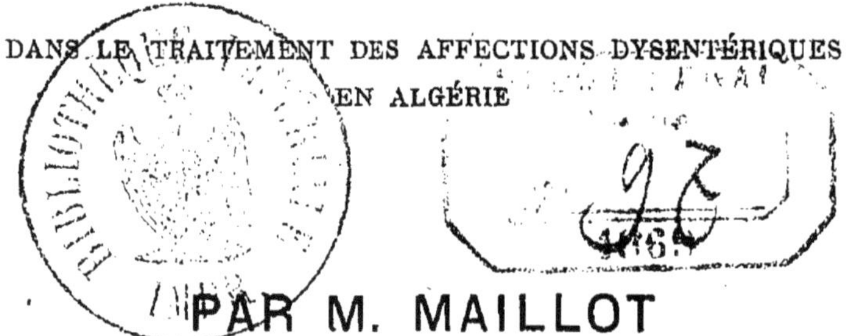

DANS LE TRAITEMENT DES AFFECTIONS DYSENTÉRIQUES EN ALGÉRIE

PAR M. MAILLOT

Ancien président du conseil de santé des armées

PARIS

IMPRIMERIE L. POUPART-DAVYL

30, RUE DU BAC, 30

1869

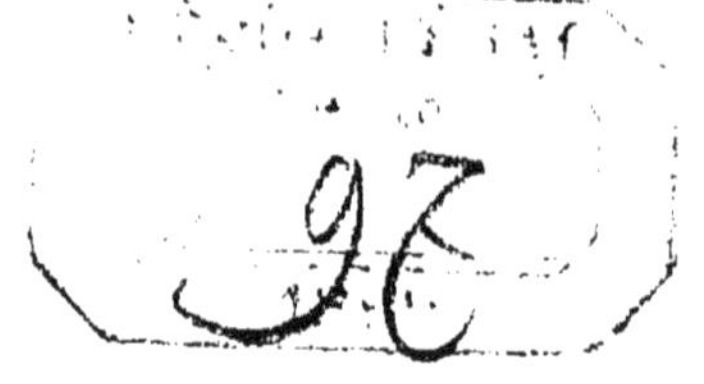

DE L'EMPLOI

DU

SOUS-NITRATE DE BISMUTH A HAUTE DOSE

Dans le traitement des affections dysentériques en Algérie

PAR M. MAILLOT

Ancien président du conseil de santé des armées

On se rappelle la faveur avec laquelle, il y a une vingtaine d'années, furent accueillies les premières communications de Monneret, sur l'administration du sous-nitrate de bismuth à haute dose, dans la curation des diarrhées et des dysentéries observées à Paris. Frappé des succès obtenus par ce praticien si distingué, je m'empressai de suivre ses préceptes, et je les appliquai largement au Val-de-Grâce, dont j'étais alors médecin en chef. En 1854, je publiai dans le *Moniteur des Hôpitaux* le résultat de mes tentatives, qui ne coûtèrent rien à l'État; car, pour m'éviter des ennuis de comptabilité, je me procurai à mes frais le bismuth, que j'employai à cet usage. Plus tard, Monneret, reprenant cette question, voulut bien, à son tour, s'appuyer sur les faits que j'avais fait connaître.

La médication nouvelle, due tout entière à ce savant professeur, était souveraine dans les maladies de nos pays tempérés; c'était incontestable. Mais transportée dans les pays chauds et à dysentérie endémique, aurait-elle le même succès? Telle était la question qui s'était présentée à mon esprit, lorsque, en 1853, je fus à même d'en demander la solution à l'expérimentation en Algérie. J'étais chargé de l'inspection médicale dans les provinces de Constantine et d'Oran; je priai le Ministre de la Guerre de me faire adresser dans les villes principales de mon parcours 3 kilogrammes de sous-nitrate de bismuth, dont l'emploi serait fait sous ma responsabilité. Il me les fit remettre directement à mon domicile, à Paris, et je les transportai dans mes bagages jusqu'à Alger, d'où, par les soins de M. le pharmacien-major Fournez, ils furent répartis entre les hôpitaux d'Oran, Bone, Constantine, etc. Ce fut là l'origine de la médication par le sous-nitrate de bismuth à haute dose des affections dysentériques en Algérie. Cette médication a-t-elle tenu les promesses que j'avais faites en son nom, lorsque je disais, en 1853, au Ministre, qu'elle aurait peut-être, dans le traitement des affections dysentériques, une application aussi heureuse que le sulfate de quinine dans les fièvres? Sa réponse est dans les accroissements successifs qu'a pris en Algérie la consommation du sous-nitrate de bismuth, qui, d'absolument nulle qu'elle était en 1852, est arrivée aujourd'hui à des proportions en dehors de toute prévision. Ainsi, le magasin de Marseille, chargé d'approvisionner les hôpitaux de l'Algérie, en a expédié en 1868, cette année même, 402 kilogrammes pour les besoins de ces établissements. Il serait superflu de rien ajouter à cette preuve arithmétique (1).

Je dirai cependant encore que, frappés des avantages obtenus par ce médicament, les médecins des corps de troupe ont demandé que désormais il entrât dans l'approvisionnement des infirmeries régimentaires : ce que le Ministre a accordé, après avoir pris l'avis du Conseil de santé des armées.

En publiant ces quelques lignes, j'ai désiré combler en partie une lacune qui me semble exister dans la science; car je ne me rappelle pas avoir rien lu sur l'emploi du sous-nitrate de bismuth à haute dose, dans la dysentérie des pays chauds. Dans le cas où je me trompe-

(1) C'est par suite d'une erreur typographique que, dans la *Gazette des Hôpitaux*, d'où cet article est extrait, il est dit 450 au lieu de 402 kilogrammes, dernier chiffre fourni par M. le pharmacien en chef du magasin de Marseille.

rais, je pourrais toujours affirmer que l'expérimentation n'aurait été faite ni sur une aussi grande échelle, ni d'une façon aussi éclatante que dans nos hôpitaux de l'Algérie. Et maintenant que la retraite m'a classé parmi les hommes qui ne vivent plus que dans les souvenirs du passé, qu'il me soit permis de dire ceux qu'éveillent en moi ces deux mots : *quinine et bismuth*; ils me rappellent que, à vingt ans d'intervalle, il m'a été donné de rendre à mon pays et à l'armée deux services, dont je laisse l'appréciation au jugement de l'avenir : le premier, en déterminant la nature des fièvres continues de l'Algérie, et en fixant les bases sur lesquelles, aujourd'hui encore, repose le traitement de ces maladies si meurtrières au début de l'occupation; le second, en introduisant dans la même contrée la médication des affections dysentériques par le sous-nitrate de bismuth à haute dose, médication dont l'importance se traduit par les chiffres officiels que je viens de citer et qui me paraissent la démonstration la plus évidente des succès qui lui ont fait prendre un rang si élevé dans la thérapeutique algérienne.

Paris. — Imprimerie L. Poupart-Davyl, rue du Bac, 30.

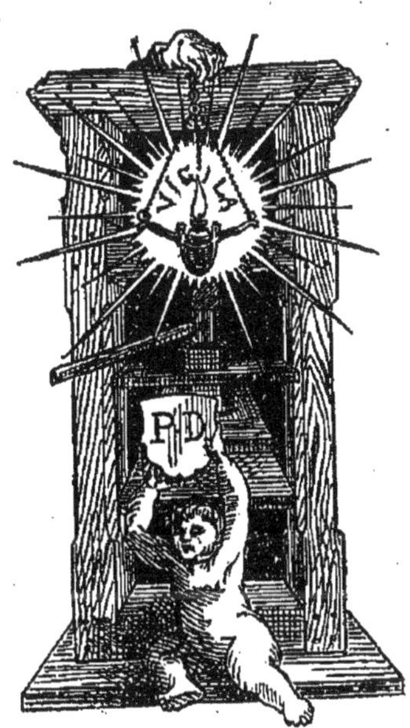

IMP. L. POUPART-DAVYL

Rue du Bac, 30.

www.ingramcontent.com/pod-product-compliance
Ingram Content Group UK Ltd.
Pitfield, Milton Keynes, MK11 3LW, UK
UKHW020233200726
13856UKWH00004B/1739

9 782011 904805